ブックス

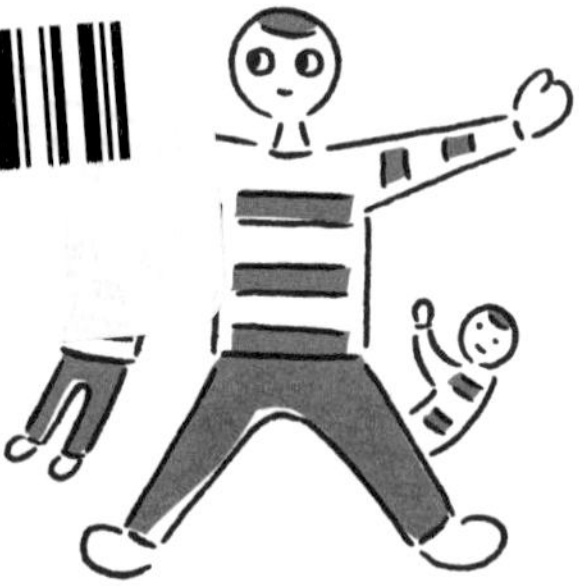

きみの体は何者か

なぜ思い通りにならないのか?

伊藤亜紗

筑摩書房

本文イラスト
須山奈津希

きみの体は何者か

――なぜ思い通りにならないのか？

目次

第5章 自分らしい体

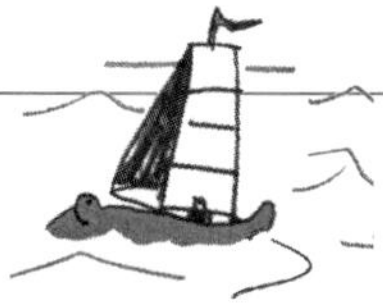

第1章

体の声を聞く

きみはきみの体に満足してるかな？　もっと背が高かったらよかったのに、とか、もっと目が大きかったらよかったのに、とか、男に生まれたかったな、とか、病気がなくて丈夫《じょうぶ》だったらな、とか、そんなふうに考えたことはある？

体って不思議だよね。

そもそもきみは、その体を自分で選んだわけじゃない。

自分で選んでその体型なのではないし、
自分で選んでその顔なのではないし、
自分で選んでその性別なのではないし、

自分で選んで体が弱かったり障害をもっていたりするわけではない。

それなのに、きみはその体を、一生かけて引き受けなくちゃいけないんだ。


買い物だったら、返品したり、サイズを交換《こうかん》したりできるよね。

仕事も、自分に合わなければ転職することができる。

部活だって、やめたり転部したりできるだろうし、そもそも入る前にお試《ため》し期間が用意されているものだ。


ところが体に関しては、お試し期間ゼロ、返品不可、でいきなりうまれてくる。

拒否権《きょひけん》はないんだ。

どんなにあがいても、きみはその体から出ることができない。

この世に神様がいるとしたら、ずいぶん乱暴なことだよね。


もちろん、努力して体をきたえ、理想の体型に近づけることはできるよ。

勉強をして、学力を高めることもできる。

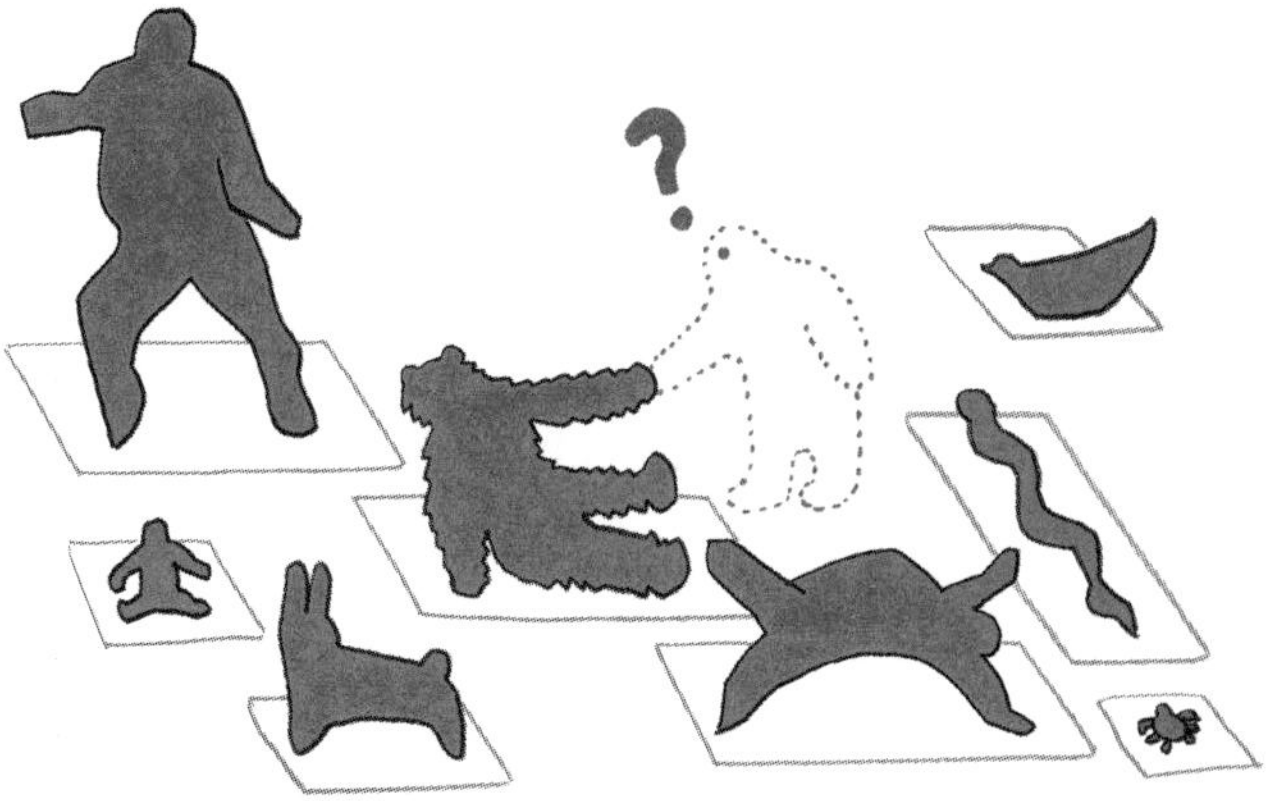

自分の体は選べない——

整形手術や性転換手術を受けることもできるし、遺伝子操作だって技術的には可能だ。

だとしても、やっぱりそこには限界がある。

まず、老いがやってくるよね。

ずっと先のことだと思っているかもしれないけれど、きみの髪《かみ》にもやがて白髪《しらが》が生えるよ。顔はシワシワになり、腰《こし》はヨボヨボになる。

年とった自分の姿を想像したことはあるかな？　体のあちこちにガタがきて、痛みがない日のほうが珍《めずら》しい、なんてボヤくようになるかもしれないね。

あるいは、交通事故や天災にあうかもしれない。目が見えなくなったり、片足を切断しなければならなくなったりする可能性だってある。

ビックデータだＡＩだとテクノロジーが発達したって、人生には想定外がつきものだ。何が起こるか分からない。

そして究極は死だ。きみはいつか死ぬ。どんなに長く生きたいと思っても、誰《だれ》にも等しく、死はやってくる。


要するに、**きみの体はきみの思い通りにはならない**んだ。

きみは、体という「自分では思い通りにならないもの」をかかえて生きている。


不安になってしまったかな？

絶望してしまったかな？

それともとっくに絶望していたかな？


大丈夫。

「思い通りにならないこと」をネガティブにとらえる必要はない。

「思い通りにならないこと」は、きみが思うよりもずっとおもしろいことだ。

もちろんつらいと感じることもあるだろう。

体なんて牢獄《ろうごく》だ、と逃《に》げ出したくなることもあるかもしれない。

でも、そこにはきっと宝石のような発見がある。

なぜなら、**「思い通りにならないこと」は、「思いがけないこと」でもある**のだから。


逆の世界を考えてみよう。すべてが思い通りになる世界だ。

じゃんけんをしたら必ず勝つ。

外を歩くだけで、好みの人がどんどん声をかけてくる。

いくらでも食べたいものを食べられる。

いわば全能、神の視点だ。


でもそれって、そんなに楽しいことだろうか。

そんなに幸せなことだろうか。

そこには「うまくいくかな?」というスリルもないし、偶然《ぐうぜん》の出会いもないし、その先にあるときめきもない。

だって、最初からそうなると分かっているから。

台本に書かれたとおりにしか、ものごとが進まないから。

思い通りになることは、案外つまらない。

プログラムされたとおりにしか動かないロボットと同じだ。

生きているという感じはしないだろう。

そもそも、人が頭で考えて思いつく「こうありたい」と願う内容なんて、大したことない。


これに対して、思い通りにならないことは冒険《ぼうけん》だ。

思い通りにならないことは、きみを想定外のところへ連れ出す。


つらいこともあるけど、それこそが問いだ。

この偶然与《あた》えられてしまった体をどう生きるか。

きみが与えられた体、その体が教えてくれることがある。

体はきみに語りかけている。

耳をすますんだ。


かく言うわたしも、じぶんの体に苦しんだ時期がある。

わたしには吃音《きつおん》がある。


きつおん、って分かるかな。

しゃべろうとすると「ああああ」ってなったり、言葉がまったく出てこなくなったりする症状《しょうじょう》だ。

「どもる」って言ったりもするよ。


吃音を持つ人の割合は、だいたい一〇〇人に一人だと言われている。

これが多いのか少ないのか分からないけど、三クラスあったらそのうち一人は吃音持ちがいるって感じかな。そういう意味では、わりと身近な症状だとも言える。

原因も治療法《ちりょうほう》も、まだ分かっていないよ。薬や手術ではもちろん治らない。

わたしの場合、幸いにして現在の症状はそれほど重くない。

大学で学生を相手に授業をしたり、一般《いっぱん》の人を前に講演をしたりしている。

ちょっと変な話し方ではあるけれど、一応人前で話す仕事についている。

吃音が治ったわけではなくて、この体とつきあう方法を、自分なりに、開拓《かいたく》していったんだ。


小学校や中学校のころは、今よりもっと苦労が大きかった。

同級生に笑われたこともあるし、店員さんに不審《ふしん》な目で見られたことも一度や二度じゃない。

人前で話す仕事につくなんて、思ってもみなかったことだ。

でも「**思い通りにならないこと**」が「**思ってもみなかったこと**」をつれてくるんだ。

吃音で苦しんでいたときは、だれにも相談できなかった。

というか、だれかに相談するという発想すらなかった。

ただ、「なんとかしなきゃ」という気持ち。

押《お》しつぶされそうになっていた時期もある。


振《ふ》り返って思う。

そのころのわたしにとって、体はいきなり固くなったり柔《やわ》らかくなったりする暗黒の塊《かたまり》みたいなもので、まったく手に負えない相手だった。

まるで、自分のなかに、巨大《きょだい》なマグマが潜《ひそ》んでいるような。そしてそのすぐそばを、断層が走っているような。

いつ噴火《ふんか》するか、いつ大地震《じしん》を起こすか、いつもびくびくしていた。

いまも手に負えないことには変わりないのだけれど、不思議なことに、そのことも含《ふく》めて、体はおもしろいなと思えるようになってきた。


きっかけは自分で吃音の研究をしたことだ。

わたしは研究者で、目が見えない人や、耳の聞こえない人が、どんなふうに世界を認識していのか、ということについて研究してきた。視覚や聴覚《ちょうかく》がない世界は、自分とはだいぶ違《ちが》うんだろうな、その世界を見てみたいな、と思ったからだ。

でもあるとき、自分と違う体だけじゃなくて、自分と同じような体についても研究してみようと思った。

それで吃音について研究し始めたんだ。

研究してみてびっくりした。

ひとつは、自分と同じ感覚を持っている人が世の中にこんなにたくさんいる、ということを知れたから。

もうひとつは、同じ吃音持ちでも、自分とは全然違う仕方でそれとつきあっている人がいる、ということを知れたから。

吃音の経験が、なんだか私を他の世界に連れ出してくれるパスポートのように思えた。

この本は、きみがきみの体を好きになるための本だ。

そしてきみが自分の体と向き合うことで、新しい世界を発見するのを手助けする本だ。

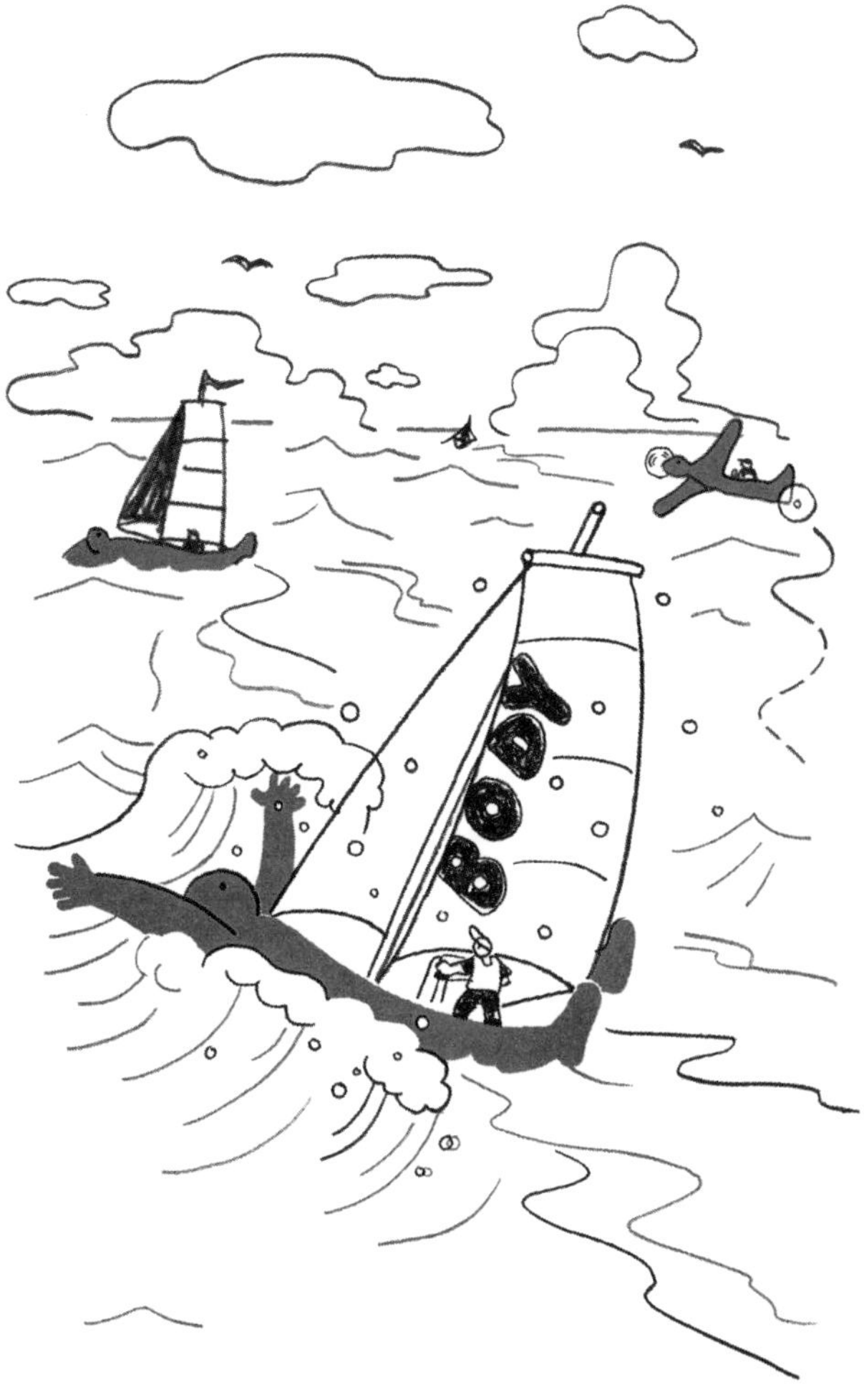

体はきっと、新しい世界を発見する手助けをしてくれる

研究は研究者だけがするものじゃないよ。
自分が納得《なっとく》いかないこと、困っていること、疑問に思っていることに真摯《しんし》に向き合うなら、それはすべて研究だ。

わたしは、きみにきみの体について研究してほしいと思っている。
なぜなら、それが**自分の体を好きになる一番の近道**だから。

そのために、わたしが一番詳《くわ》しい体について、つまり吃音の体について、わたしが研究を通して理解したことを話していきたいと思う。

え、きみは吃音じゃないって?
大丈夫。
さっきも説明したとおり、吃音は、体が思い通りにしゃべってくれなくなる現象だ。
つまり、吃音には「**体の思い通りにならなさ**」がつまっている。

吃音について知ると、いろいろな問題に通じる体の本質に迫《せま》れるんだ。
だから、吃音がある人も、そうでない人も、以下の内容を楽しんでもらえるんじゃないかと思う。

きみが与《あた》えられた体、その体が教えてくれることが必ずあるよ。
研究するというのは、体の声に耳をかたむけるということだ。

体の声を聞く？
なんだか難しく感じるかもしれないね。
ちょっと怖《こわ》くもあるかも。

でも、大丈夫。
うまくやろうとする必要はない。
この本を通じて、少しずつ、体とコミュニケーションをとる練習をしていこう。

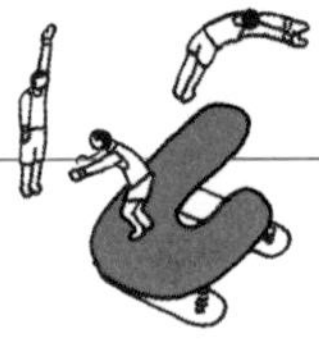

第2章

体、この不気味なもの

しゃべれるほうが変。

しゃべれるほうが変。

これは、わたしが二〇一八年に出版した『どもる体』という本のオビに書かれている言葉だ。

いい言葉でしょ。あまりに気に入りすぎて、出版社の人と一緒《いっしょ》にTシャツまでつくっちゃった。胸のところにポップなピンク色で、この字がでかでかとプリントされている。

今でもわたしは本気でそう思っている。そして、研究すればするほど、ますますそう思うようになった。やっぱり、しゃべれるほうが変だと。

なぜなら、**「言葉をしゃべる」**という行為《こうい》は、一般《いっぱん》に思われているよりも、ずっとずっと複雑で難しい行為だからだ。

誰《だれ》でも思ったことがあるんじゃないのかな。なんで、人前で発表するとなるとあんなに緊張《きんちょう》するのかなって。なんで、緊張するとあわあわして、声がうまく出せなくなるのかなって。なんで、友達と話しているとき、思ってもいない言葉がふいに口から出て、友達を傷つけちゃうのかなって。なんで、笑わせようと思って言った言葉はウケないのに、笑わせるつもりがなかった言葉でみんなが笑うのかなって。

しゃべる前にいちいち頭の中で作文して、それを音読するみたいにしゃべっている人はいないよね。「しゃべる」はナマモノだ。だから「思ってもいないこと」がたくさん起こる。

人は、しゃべるときにどんなことをしているだろう。思いつくままに書き出してみよう。

①声帯をふるわせて音を出す（声帯から出る音は、ブザーみたいな「ビーッ」という音だ）

②その音を喉《のど》や舌や口の位置を変えることで加工する（「ビーッ」が「あー」や「いー」になる）
③音を出しながら次に出す音にそなえる
④話す内容を考える
⑤相手の反応を見て音量、言葉づかい、内容を調整する
⑥身振《みぶ》り手振り
⑦会話の流れを読みつつターン（発言権）をとりにいく
⑧その場にふさわしいキャラクターを演じる（たとえば、部活では「先輩《せんぱい》らしく」しゃべる）

ざっくり分けるとすれば、①から③は「**音を出す**」ことに関わる作業だ。それに対して④から⑧は「**伝える**」ための作業。前者を発声、後者をコミュニケーションと言ってもいい。

ポイントは、①が終わったら②、②が終わったら③、③が終わったら④といった具合に順番にやっていくんじゃない、ということだ。人はしゃべるとき、これら**全部を同時に、**

リアルタイムで調整しながらやっている。

どひゃーっ。ものすごいマルチタスクぶりじゃないか。これじゃあまるで、歩きながらスマホを見て音楽聴《き》いてご飯たべて喧嘩《けんか》してジャグリングしながら寝《ね》ているみたいなものだ。

こんな複雑なことを、きみたちはふだんやっている。どう？

「しゃべれる」って奇跡《きせき》に近いんじゃないかな。

勝手にやってくれてる

でも、「しゃべるって難しいよね」という話を友達としたことがある人は、あんまりいないんじゃないかと思う。なんとなく「しゃべれてあたりまえ」みたいな雰囲気《ふんいき》になってる。

特に日本ではそうだね。

わたしはアメリカに住んでいたことがあるけれど、アメリカ人のなかには英語が下手《へた》な人がいっぱいいる。移民の国だからね。家ではスペイン語を話し、学校や職場でだけ英語を話す、なんていう人がたくさん。いろんななまりの英語が飛び交っている。

そうなると、聞く方もスキルがあがっていく。アメリカ人は下手な英語を聞くことに慣れている。だから文法が間違《まちが》っていたり、発音がおかしかったり、多少どもっていたりしても、大丈夫《だいじょうぶ》。たいていはがんばって聞こうとしてくれる。とっても楽だ。

ところが日本で生活していると、日本語が苦手な人に出会う機会はとても少ないよね。だから下手だと、目立つ。吃音《きつおん》の人も、目立つ。変な顔をされる。ときにはいじめられたり。「しゃべれてあたりまえ」というプレッシャーがすごい。

でも、**あたりまえだから簡単だというわけではない**よね。

たとえば、「歩く」はどうかな。

みんな、自分がどうやって歩いているか説明できる？

えっと、右足のカカトを地面につけて、そこから徐々《じょじょ》に体重を左足から右足に動かしていき、右足の裏が全部地面についたら左足を浮《う》かせて膝《ひざ》をまげていって……

なんとか言葉で説明できたとしても、たとえば赤ちゃんがそれを聞いて「ふむふむ」って歩けるようになるかな？　赤ちゃんに歩き方を教えることはできる？

たぶん、無理だよね。

そう、歩くことは**体が勝手にやってくれている**ことだ。だから、言葉で伝えるのは難しい。考えなくてもできる。というか考えるとかえってできなかったりする。これが体のすごいところ。

「走る」「跳《と》ぶ」「自転車に乗る」「食べる」「呼吸する」「消化する」……

「歩く」だけじゃない。たいていのことは体が勝手にやってくれている。最初は意識して練習してやっていたことも、慣れるにつれて意識しないでもできるようになる。あたりまえになる。文字通り「身につく」ということだ。

つまり、本人はなんでそうなっているのか分からない。

きみは、自分でもよく分からない仕組みの上に乗っているんだ。

もしかしたら、主人はきみではなくて、このよく分からない仕組みのほうかもしれないよ。

よく考えると、それはけっこう不気味なことだよね。

ふたつの「ん」

じゃあ、ここからは実際に、人がしゃべるとき、体がどんなことを勝手にやってくれているのか、見てみよう。

ちょっと実験をしてみてくれるかな。

実験といっても簡単だ。二つの単語を声に出して言ってみてほしい。

①しんぶん
②ぺんぎん

どうかな？　きみの体は勝手にしゃべってくれた？　ゆっくりしゃべると意識した話し方になってしまうので、ふだん話しているときのような自然なスピードでしゃべるのがコツだよ。

注意してほしいのは「ん」だ。

①「しんぶん」には「ん」が二つ、②「ぺんぎん」にも「ん」が二つあるね。
このうち、それぞれ一つ目の「ん」に注目しよう。①「しん|ぶん」と②「ぺん|ぎん」だ。

何か気づいたことはあるかな？　鏡を見ながらやると分かりやすいかもしれない。

そう、①「しん|ぶん」の「ん」を言うとき、きみの口はたぶん閉じているよね。唇《くちびる》と唇をあわせて「ん」と言ってる。

それに対して、②「ぺん|ぎん」の「ん」は、口を閉じないで発音している人が多いんじゃないかな。ガラガラうがいをするときみたいに、舌の付け根で喉をふさぐようにして「ん」と言っている。

あれ？　文字としては同じ「ん」なのに、口の動きは違っている。口の動きが違うのに、同じ「ん」に聞こえる。

これが体のミラクルだ。

「ん」と「ぶ」のあいだ

なぜ体は、同じ「ん」なのに「しん|ぶん」と「ぺん|ぎん」で違う発声の仕方をしている

のかな？

種明かしをしよう。

答えは簡単。**そのほうが楽だから。**

わたしたちは「しんぶん」や「ぺんぎん」を言葉だと思っているよね。四つの音から成る、一つの単語だ。

でも体はそうは思っていない。体にとっては運動だ。運動の特徴《とくちょう》とは何か？　それは連続していることだ。

たとえば、本を閉じて、椅子《いす》から立ち上がり、冷蔵庫を開けて、ジュースを取り出す運動を考えてみよう。ここには四つの動作があるね。

でもきみがこれらの動作をするとき、四コマ漫画《まんが》みたいに、バラバラに動作をするわけではないよね。すべてつながっている。

本を閉じた次の瞬間《しゅんかん》にいきなり立っているわけではなくて、テーブルに手をついたり、中腰《ちゅうごし》の姿勢になったり、目線をあげたりする「途中《とちゅう》」の動作を経て「立つ」になる。

「立つ」から「冷蔵庫を開ける」のあいだもそう。歩いたり、手を伸《の》ばしたり、冷蔵庫のドアをつかんだり、力を入れたりする「途中」の動作がある。

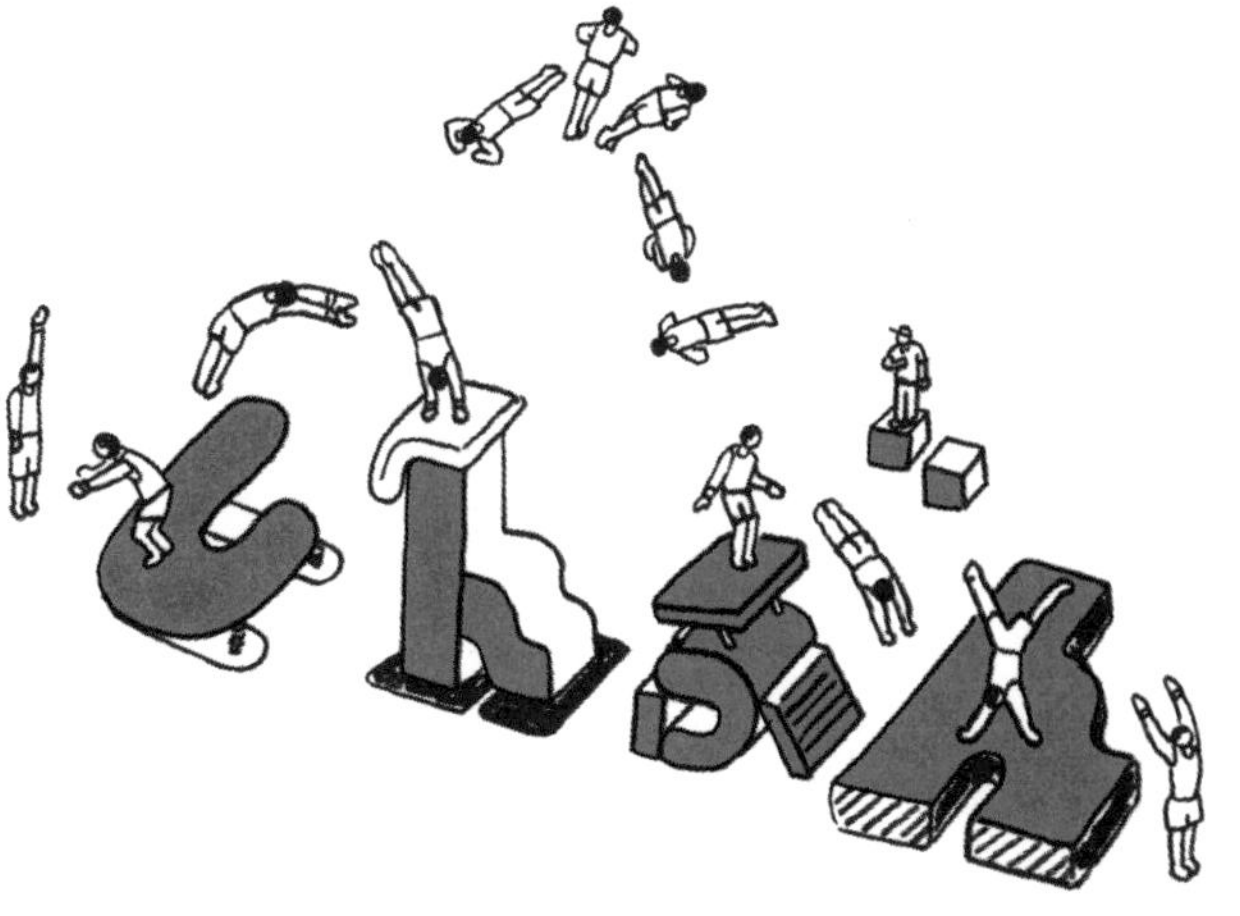

体の身になって考えると、「しゃべる」はひとつの連続した運動

そんなとき体はどうしているかな？　たとえば本を閉じながらもすでに立ち始めていたり、立ち上がりながらすでに上体は冷蔵庫の方に向きを変えていたり、冷蔵庫に着くまえに手を伸ばしたりしているんじゃないかな。

なぜならそのほうが楽だから。

そうやって**一つの動作が完結する前に次の動作が始まる**のが、人間らしいなめらかな動きだ。多くのロボットはこうはいかないね。一つの動作が終わったら次の動作に移る、という段取りになる。

しゃべるときも同じなんだ。

「しんぶん」の「ん」は次に「ぶ」を言わなくてはいけない「ん」だよね。だから

「ぶ」を言うのに楽な「ん」の言い方になるんだ。「ぶ」で頭がいっぱいな「ん」というか。

よく観察してみよう。「ぶ」を言うときは、口を閉じなければならないよね。それ以外の発声の仕方はない。

「ん」はいくつかの発声の仕方を持っている。だったら一番「ぶ」が言いやすい「ん」にしておこう。そう体は考えた。

だから口を閉じた「ん」が選ばれるんだ。「ん」であらかじめ閉じておくのが「ぶ」を言うための準備になるんだね。

では「ぺん|ぎん」の「ん」はどうだろう。「ぺん|ぎん」の場合は、次に来るのが「ぎ」だよね。

「ぎ」は、舌の根元で喉をふさぐようにして発声する。もう分かるよね。だからその前の「ん」も、あらかじめ舌の根元で喉をふさぐような発声方法が選ばれるんだ。そのほうが楽だから。

体の身になって考える

変な言い方になるけど、体の身になって考えると、ずいぶん違う世界が見えてくるよね。ふだんは「あたりまえ」で、とくに考えずにやっていることでも、こうやって細かく分《ぶん》析《せき》してみると、「へえ、そんなことやっていたんだ！」と驚《おどろ》くようなミラクルがある。しゃべるときは、たいていの人は言葉の身になっていると思うんだ。「次、何て言おう」とか「この表現で通じてるのかな」とか。

でも体の身になって「しゃべる」をとらえると、それは「いくつかの音の集まり」ではなくて「**ひとつの連続した運動**」になる。

考えてもみてほしい。きみは、同じ発声器官で、いろんな音をなめらかにつなぎながら出しているんだ。楽器で言うなら、どんどん形が変わっていく笛みたいなものだよね。

やっぱり、しゃべれるほうが変。

体の立場から言うと、だから「ん」と「ぶ」のあいだには、両方が混ざったような音が出ているわけだ。「し」と「ん」、「ぶ」と「ん」のあいだももちろんそう。

でもわたしたちはふだん、その連続的な音の変化を、言葉の身になって聞くから、「し」「ん」「ぶ」「ん」という四コマ漫画みたいなとらえ方になっちゃうんだね。

そして実際には微妙に音がちがう「しん|ぶん」の「ん」と、「ぺん|ぎん」の「ん」が、

言葉としては同じ扱《あつか》いになっちゃうわけ。日本人が英語の「R」と「L」が区別できないのと同じだ。

体のアイデンティティ

なぜきみは、そんな複雑なことができるようになったのかな？

時間だよね。

最初はしゃべることなんかできなかった。それから「ぶー」や「ぷー」が言えるようになって、だんだん単語が言えるようになり、そして文が言えるようになり、しゃべれるようになった。

しかも誰かから教えてもらったわけじゃない。もちろん、まわりの人がしゃべるのを聞く経験が、言葉を身につける上では不可欠だけど、「次に「ぶ」が来るときは「ん」はこうやって発音するんですよ」なんていうふうに、手取り足取り教わったわけじゃない。きみが、いや、きみの体が、自分で、少しずつ、勝手に身につけていったんだ。

長い時間をかけてね。

だから、「体が勝手にやっていること」を知ることは、きみがこれまで過ごした時間の厚みを知ることでもある。きみの体が、どんなふうにして、いまのきみの体になったのかを。

つまり、体を知ることはきみ自身を知ることでもある。

アイデンティティという言葉は聞いたことあるよね。

簡単にいえば「きみが何者か」ということだ。

一般的にアイデンティティといえば、心が問題になる。「人間像」みたいなものだね。

でもわたしは、体のアイデンティティというものもあるんじゃないかと思っている。

きみの体がどういう歴史を経て、いまのような体になったたか、だ。

それを知ると、よく分からない、不気味なものに思えていた体が、自分を支えてくれる土台のように感じられてくるだろう。

ちょっと難しいかな？

この本を通して、少しずつ練習していこう。

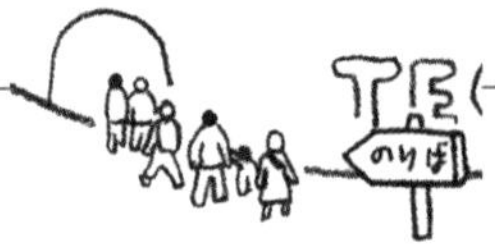

第3章

体がエラーを起こす

連発

前の章で確認したように、わたしたちは、自分の体がやっていることについて、ほとんど知らない。できていることほど、知らないんだ。きみは、きみの体という「勝手にいろいろやってくれているもの」の上にちょこんと乗っているような存在だ。

だが、そんな体もときにエラーを起こす。きみも段差でつまずいたり、手をすべらせて物を落としたりすることがあるよね。いつもは優秀《ゆうしゅう》な体くんも、完璧《かんぺき》ではないんだ。

吃音《きつおん》も、同じように体に起こるエラーの

一つだ。しかも、「たまに」じゃなくて「くりかえし」起こる。「あたま」と言おうとするときはいつもつまずく、みたいな感じだ。どの言葉によってつまずきやすいかは人によって違《ちが》う。同じ人でも、時期によって違うという人もいる。

人がどもっているのを見たことはあるかな。吃音にはいくつかの症状《しょうじょう》があって、これから順番に説明していくけど、いかにも吃音っぽい症状といえば、やっぱり「**連発**」だろう。

「てててててがみとってきたよ」

「かかかかかかしてよ、そのペン」

そう、最初の音が繰《く》り返し出てくる、あの症状だ。連続して発する、だから連発。

よく吃音の本を読んだりすると、「最初の音を繰り返す症状」って書いてあるんだけど、本人からすれば、繰り返そうと思って繰り返しているわけじゃない。**勝手に**「**出てくる**」んだ。頭のなかでは「てがみ」と言おうとしてるのに、体から出そうとすると、それが「てててててがみ」になってしまう。

パソコンにたとえるなら、一回キーボードを押《お》しただけで「ああああああ」っていっぱい文字が表示される感じかな。なんじゃこりゃ！　って思うよね。

吃音の人もそう思ってる。自分の体なのに「なんじゃこりゃ」感が満載《まんさい》。訳がわからない。笑けてくる。

少し抽象的《ちゅうしょうてき》な言い方をすると、**頭と体が連動しなくなっちゃう**んだよね。頭では「○○」と思ってるのに、体が全然違う動きをする。頭の敗北宣言。体に先を越《こ》される感じ。

きみも思春期を迎《むか》えたときにとまどったことがあるんじゃないかな。ある日突然《とつぜん》、毛が生えてきたり、胸が膨《ふく》らんだり、声変わりが起こったりして、「はい、あなたは大人になります」と宣告される感じ。頭ではまだ子供だと思っているのに、体が勝手に大人になっていく。

よく、体のつくりを説明するときに、「頭からの命令によって体が動く」みたいに言われることがあるよね。もちろんそういう部分もあるけれど、それで済まない部分もたくさんある。体は、わたしたちが思うよりもずっと、自由奔放《ほんぽう》にやっている。

体が試行錯誤してる

じゃあ、体の身になって考えてみよう。なぜ連発が起こるのかな？

2章で、発音が連続的な運動であることを確認したよね。

体は四コマ漫画みたいにいきなり「て」から「が」に行くわけではなくて、「て」を出すための発声器官の形から、「が」を出すための発声器官の形へ、そして「み」を出すための発声器官の形へと、ちょっとずつ形を変えている。そして、なるべく楽な方法で、「て」から「が」へ、「が」から「み」へ移行しようとしている。

連発が起こるのはそこだ。

つまり、「て」から「が」にスムーズに移行できないとき、「て」で足踏《あしぶ》みしてしまう。「が」に行きたいのに道筋が分からなくて、「て」で迷子《まいご》になっている。これが連発だ。

一見すると、連発は連発しているその音に問題があるように感じるよね。「てててててがみ」ってなったら、「て」が言いにくいのかなって。

でもそうじゃないんだ。「て」はもう出ている。問題はその次。「て」が苦手なんじゃなくて「が」が苦手なの。**「が」に行く行き方がわからないから、「て」でとまどっているんだ。**

だから、「てがみ」だとどもる人も「てんぷら」だと言えたりする。「てがみ」は「ててててがみ」になるけど、「てんぷら」はスッと「てんぷら」。「て」は無実なんだ。

「移行が問題」という意味では、一音ずつ区切って言うのも有効だ。「て」「が」「み」と一音ずつなら言える。でも「てがみ」は言えない。つなげるとだめなんだ。

要するに、吃音の人が「てててて」となっているとき、それは**体が試行錯誤《さくご》をしているということなんだよね。「どうやったら「が」に行けるかな」って。

実際、連発している人の音をよく聞いてみると、かならずしも同じ「て」が繰り返されているわけではないことに気がつくことがあるよ。

力が入った「て」やキックするような「て」、逆に空気の音だけに近いような弱い「て」もあったりする。体に言わせてみれば、いろんなやり方で「が」を目指そうとして試行錯誤しているんだよね。

針に糸を通そうとするとき、一発ではなかなかうまくいかないよね。それで、ちょっとずつ角度を変えたり、糸の持ち方を変えたりしながら、通るやり方を探っていく。ちょっと運試《うんだめ》しっぽいところもある。

連発のときに体がやってることもそれに近い。えいっ、これでどうだ、通れ！　って。だから、体からすれば「連発」じゃないんだよね。むしろ「試行錯誤発」とでも言ってほしい。まあ、言葉の立場からすれば確かにエラーかもしれないけれど、体は体でいろいろやっているんです。

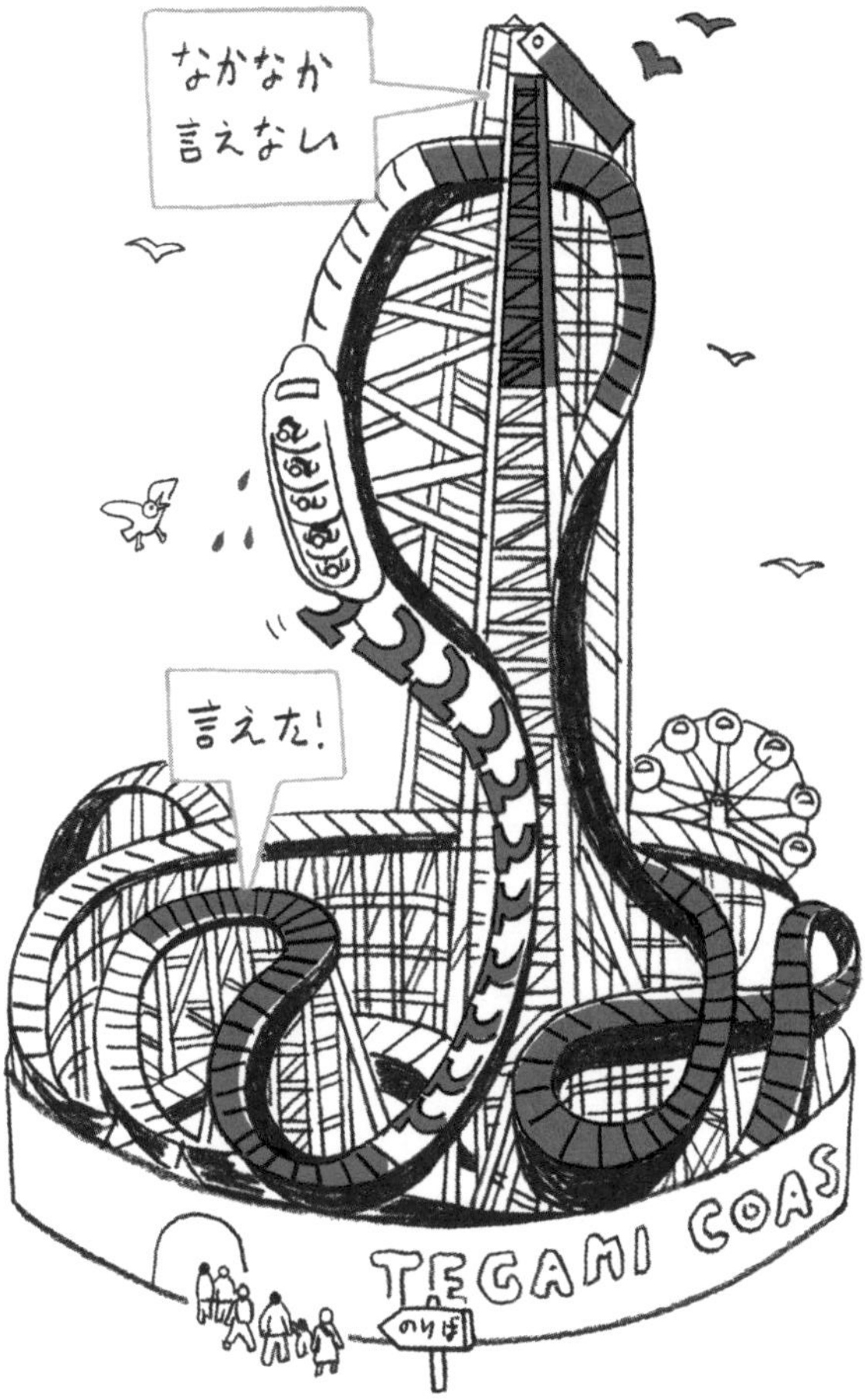

「が」に行きたいのになかなか行けない「て」

吃音は「あいだ」で起こる

こんなふうに、吃音は体が引き起こすエラーだ。

でも吃音のややこしくておもしろいのはここから。

吃音は、確かに身体的な現象だけど、純粋《じゅんすい》に身体的な現象というわけではないんだ。「足のしびれ」や「虫歯」は、**純粋に身体的な現象**だ。原因は、基本的にきみの体の中だけで完結している。

でも、「しゃべる」はコミュニケーションであり、**社会的な行為《こうい》**だ。だから、相手がいる。自分ひとりで完結していない。相手の影響《えいきょう》をうける。

実際、ほとんどの人が、独り言だとどもらないと言う。誰かに向けて発した言葉でなければ、どもりが出ないんだ。

足のしびれや虫歯は無人島で暮らす人にも起こるけど、吃音は無人島で暮らす人には起こらない。

どのような相手と、どのようなシチュエーションでしゃべるか。それによって吃音の症状が出るか出ないか、出るとしたらどのような症状が出るか、変わるんだ。

要するに、吃音は、わたしの体で起こるというより、**わたしと相手との「あいだ」で起こるんだ**。状況《じょうきょう》が、わたしの体から吃音を引き出している、とも言える。

おもしろいよね。体は、置かれた状況によって、状態が変わるんだ。

「伝える」と「伝わる」

そういう意味では、吃音はバロメーターみたいなものだ。わたしも、そのときどきの自分の吃音の出方に気づかされることがある。「あ、いま自分この場を楽しんでるな」「この人が険しい顔をしてるから、自分ちょっと動揺《どうよう》してるな」とか。

体は正直だよね。

言葉はいろいろとつくろうことができるけど、**体は嘘《うそ》をつかない**。

吃音は、体の正直が伝わる。

たとえばきみが、あこがれの人と話す機会があったとしよう。こんなことを聞こう、あんなことを聞こう、と事前にいろいろ考えておくかもしれない。

でも実際にその人を前にしたら、あわあわしてしまって、なかなかうまくしゃべれないんじゃないかな。吃音があったとしても、なかったとしても。

そんなきみを見て、あこがれの人はどう思うかな。

「この子、ずいぶん話すのが下手《へた》だなあ」

なんていうふうには、たぶん思わないよね。だってその人は、きみの能力を判断するためにやってきた審査員《しんさいん》じゃないんだから。

「この子、こんなに体があわあわして、ぼくと会うことをこんなに心待ちにしてくれていたんだなあ。うれしいなあ」

そんなふうに思うんじゃないかな。

うまくしゃべれなくてあわあわした体をあこがれの人の前にさらすことは、恥《は》ずかしいかもしれない。

でもその体が伝えることは、すらすら言えた「あなたにあえて光栄です」という言葉よりもずっと、きみの気持ちをその人に伝えると思う。

それはむしろ「**伝える**」じゃなくて「**伝わる**」の世界だよね。

意識して相手に送りとどけるメッセージは「伝える」。

意識して送りとどけようと思ったわけではないけど、全身からにじみでてくるメッセージは「伝わる」。

「伝える」がうまくいかなくても、「伝わる」ものがある。

吃音が「あいだ」で起こるということは、「伝わる」ものを受けとってくれる、その**相手の力を信じる**ということでもあるね。

楽にどもれている

じゃあ、具体的に連発はどんなときに起こるのか。

意外に思われるかもしれないけれど、「リラックスしているとき」と答える人が多い。

さっき言ったように、吃音にはいくつかの症状があって、人によって出方も違うのだけど、連発に関しては、「リラックスしているときに出る」という人が多いんだ。

連発は、頭と体が連動しない状態って言ったよね。体に先を越されることだ、と。

それって、言い換《か》えれば、体が解放されているということでもあるよね。タガが外れているというか。

たとえば、ある人は、友達と話していていいアイディアを思いついたようなときに、連発が出やすいと言う。「いまこれを言いたい！」と気持ちがもりあがって、その興奮がそのまま外に出てきちゃう感じかな。

あるいは、みんなの前で発表しているときにたくさんどもりが出て、「しゃべりながら派手にどもる自分に笑っちゃう」なんていう人もいる。「「どもり」と言いたいのに「どどどどどどど」とすごく時間がかかる現象が面白いという感じでした」。

この人の「**現象**」という言葉は興味深いよね。自分の体に起こっていることなのに、まるでコマの回転でも眺《なが》めているみたいだ。「おお、わたしの体どもってるぞ！」と**観察する感じ**。他人事《ひとごと》みたいに距離《きょり》がとれている。

どもるというのは、思い通りにならないことだから、基本的には残念な出来事ではある。でも、その出来事を、この人たちは隠《かく》そうとしてないよね。どもる体が人前に出ることに対して、堂々としてる。「あっ、どもっちゃった」くらいは思っているかもしれないけど、「まあ、大丈夫」と思えてる。

それはリラックスしているということだよね。

連発のことを「**楽にどもれてる**」なんていう人もいる。

「○○しちゃだめ」というふうに体が抑《おさ》えつけられていなくて、解放されている。この人の前では、あるいはこの場では、どもってもいいやと思えている。

ところで、吃音があると、よく「落ち着いてしゃべりなさい」と言われるんだ。

確かにどもっている人は全身でどもっていて、余裕《よゆう》がないように見えるからね。「緊張《きんちょう》しているからどもる」と考えている人も多いみたい。

でも、このアドバイスは、実はあんまり意味がないことが多い。

もちろん、人前で話すときなどにアガってしまって、吃音が出やすくなる人もいるよ。

でも、少なくとも連発という症状に関しては、体は解放されている。緊張じゃなくてリラックスしてるんだ。

それに、緊張が原因でどもっていたとしても、「落ち着こう」と思って落ち着ける人はなかなかいないんじゃないかな。体が頭の言いなりになるんだったら、そもそも吃音になんてなっていないよね。

吃音にかぎらず、同じ症状や障害でも、人によってその実態は全然違う。まさにそこにその人の個性、アイデンティティが生まれる。だから「吃音って○○だよね」と一般化して決めつけるのは禁物だ。

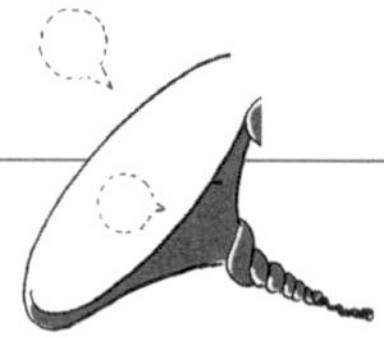

第4章 恥ずかしいのはいやだ

難発

3章では連発という症状《しょうじょう》の話をした。

連発は「てててててがみ」のように最初の音が連続して出てくる症状だ。ある音から次の音に移るときに、うまく移れなくて生じる試行錯誤《さくご》の足踏《あしぶ》みだ。

連発では、体のやりたい放題が解放されている。

でも、吃音《きつおん》の症状はそこでは終わらない。続きがあるんだ。

「しゃべる」は身体的な行為《こうい》であると同時に、社会的な行為でもある、ということを確認したよね。吃音は相手との「あいだ」

に起こるのであって、体の状態は、相手との関係や状況《じょうきょう》によって変化する。もしそこが、自分の体を解放しにくい場所だったらどうかな。つまり、「うまくやらなきゃいけない」というプレッシャーが強くかかる場所だったら。

そういう場所では、連発ではなく「**難発**」という症状がでる。

難発とは、体がフリーズしたように固まってしまうことだ。体が固くなって、声を出したくても出ない。

全身に力が入っているから、声が出なくなるどころか、呼吸までうまくできなくなるんだ。

頭からの命令を、体が頑《がん》として受け付けない状態。**体のストライキだ。**あるいは反抗期《はんこうき》の子供かな。

連発が、キーを一回叩《たた》いただけで文字がたくさん表示されるパソコンだとしたら、難発は、いくらキーを押《お》しても何の反応も起こらないパソコンみたいなものだ。

「あれ、どうなってんの？」

「どうしたらいいの？」

体が、しゃべるという行為そのものを拒絶《きょぜつ》している。

失語症ではないから、頭に言葉が浮《う》かばないわけじゃない。

分かっているんだ。

たとえば先生に指されて、答えが「清水寺《きよみずでら》」であることを。

でも、体が「きよ」という音を出すことをどうしても受け付けない。口が「き」の形になったまま、喉《のど》の奥《おく》が塞《ふさ》がって、呼吸ができない。

無言。

永遠とも思える時間。

難発は、音が全く出ないので、場合によっては他の人からは気づかれない。

顔が真っ赤《か》になったり、肩《かた》を震《ふる》わせていたりする場合には分かることもあるけど、基本的には、連発のようにあからさまに「吃音だ」と分かるわけではない。

でも本人はつらい。

「体が石になったみたい」

「体が氷になったみたい」

当事者からのそんな声が聞こえる。

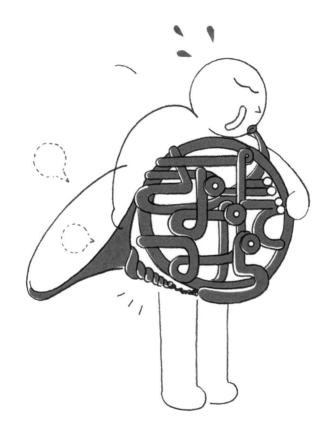

分かっているんだ、答えは

三島由紀夫『金閣寺』

なぜそんなにつらいのか？

難発の感覚をよく表現している文学作品に、三島由紀夫《みしまゆきお》の『金閣寺』がある。

読んだことあるかな？

重度の吃音持ちである主人公の男が、金閣の美しさに取り憑《つ》かれていき、ついに金閣に放火する話だ（ものすごくざっくり要約するとね）。

ちなみに、厳密には「金閣寺」という名前のお寺は実在しないよ。京都に実在するあのお寺の名前は「鹿苑寺《ろくおんじ》」で、鹿苑寺のなかの舎利殿《しゃりでん》を「金閣」と言う。「金閣寺」というのは通称《つうしょう》だ。

信じられないかもしれないけれど、この作品には元ネタがある。実際に起こった事件を題材にしているんだ。一九五〇年に鹿苑寺が放火されて、足利義満《あしかがよしみつ》像もろとも金閣が焼失した。つまり、もしかしたらきみが修学旅行で見たかもしれないあの金閣は、室町時代のものではなくて、昭和三〇年に再建されたものなんだ。

さて、小説『金閣寺』である。『金閣寺』の主人公は「難発」の症状を持っている。難発になるのがどんな感じか、三島由紀夫の描写《びょうしゃ》をちょっとのぞいてみよう。

吃《ども》りは、いうまでもなく、私と外界とのあいだに一つの障碍《しょうがい》を置いた。最初の音《おん》がうまく出ない。その最初の音《おん》が、私の内界と外界との間の扉《とびら》の鍵《かぎ》のようなものであるのに、鍵がうまくあいたためしがない。一般《いっぱん》の人は、自由に言葉をあやつることによって、内界と外界との間の戸をあけっぱなしにして、風とおしをよくしておくことができるのに、私にはそれがどうしてもできない。鍵が錆《さ》びついてしまっているのである。

吃りが、最初の音《おん》を発するために焦《あせ》りにあせっているあいだ、彼《かれ》は内界の濃密《のうみつ》な黐《もち》から身を引き離《はな》そうとじたばたしている小鳥にも似ている。やっと身を引き離したときには、もう遅《おそ》い。なるほど外界の現実は、私がじたばたしているあいだ、手を休めて待っていてくれるように思われる場合もある。しかし待っていてくれる現実はもう新鮮《しんせん》な現実ではない。私が手間をかけてやっと外界に達してみても、いつもそこには、瞬間《しゅんかん》に変色し、ずれてしまった、……そうしてそれだけが私にふさわしく思われる、鮮度の落ちた現実、半ば腐臭《ふしゅう》を放つ現実が、横たわっているばかりであった。

（三島由紀夫『金閣寺』新潮文庫、二〇〇三年、六―七頁《ページ》）

吃音でない人からすると、言葉が出ないくらいでこんなに悩《なや》むの？　小説だから大げさに表現しているんじゃない？　と思うかもしれない。

でも、難発を経験している人なら、多くはこの表現に「分かる〜」って思うんじゃないかと思う。

まず、「**扉**」という表現。この扉は「私」の内界と外界、つまり**内面と現実世界のあいだに置かれたしきり**のことだね。流暢《りゅうちょう》にしゃべれる人は、この扉があけっぱなしで、風とおしをよくしておくことができる。

でも吃音のある主人公は、うまく言葉が出ないから、自分の思いをスムーズに伝えることができない。扉が開かないんだ。「鍵が錆びついてしまっている」って三島は書いてるね。

扉があかないから「私」は焦る。「黐《もち》」というのは、お正月にいただくお餅《もち》のことではないよ。モチノキの樹皮からつくったネバネバしたワックスみたいなもの。鳥や虫を捕《つか》まえるのに使うよ。

言えない言葉は「黐」だ。「私」をとらえて身動きをとれなくさせてしまう。じたばたして、やっと動けるようになったときにはもう遅い。会話はどんどん流れていく。待ってはくれないんだ。「それだけが私にふさわしく思われる、鮮度の落ちた現実、半ば腐臭を放つ現実が、横たわっているばかりであった」という一文は、とても三島らしいね。

眠る前の孤独

そう、難発のつらさは、この「**世界から切り離される感覚**」なんだよね。「世界から一番遠くに離されたみたい」と表現する人もいる。

よく、「会話は間《ま》が重要だ」なんて言う。特に、笑いをとろうとするときなんかはそうだよね。

でも難発で言葉がすっとでないと、せっかくいいことを思いついていても、それを発揮できない。

「○○って言ってみんなを楽しませよう!」と思っていたのに、それを実現できない。先生に当てられて答えは頭に浮《う》かんでいたのに、それを言うことができない。だから「勉強ができない人」だと思われてしまう。

これはかなり悔《くや》しい。

わたしも難発の症状があるから、よく分かる。毎晩、寝《ね》る前にふと思い出すんだ。「今日はあの言葉とあの言葉とあの言葉が言えなかったな」って。

言えなかった言葉は、なんだか成仏《じょうぶつ》できなかった魂《たましい》みたいだ。三島のいう「䕺」とはちょっと違《ちが》うけど、ずっと自分に取り憑《つ》いているような感覚がある。

自分の部屋で、繰《く》り返し繰り返し、復習するみたいに小さな声で口に出して言ってみたりしてね。

でもわたしは、成仏できなかった言葉たちを愛《め》でるようなその時間が、けっこう好きだったりする。

ふだん、わたしたちはたいてい、勢いにまかせてしゃべっているよね。卓球《たっきゅう》みたいに、来た球を打ち返すことで精一杯《せいいっぱい》だ。

でも、言えなかった言葉を言い直しているその時間は、その言葉の意味や、それを言おうとした状況のことを、じっくり考えている。自分はあのとき何を考えていて、本当は何を伝えたかったんだろうって。

孤独《こどく》は生きていくうえで絶対に必要なものだ。

あ、孤独は孤立とは違うよ。

「孤立」はみんなから切り離されて、助けてもらえないことだ。結果的に無視されてしまっている状態。これは困る。

でも「孤独」は、ひとりきりになって、自分と対話することだ。コミュニケーションというと、他者とのコミュニケーションのことばかりが言われるけど、それと同じくらい自分とのコミュニケーションも重要だ。

孤独は、自分が何者なのかを教えてくれる。

成仏できなかった言葉たちは、わたしによき孤独を与《あた》えてくれた。

難発で言えないそのときは辛《つら》いけど、それがきみの孤独をきたえる。

そして言えなかった言葉は、案外、またふとした瞬間《しゅんかん》に言えるチャンスがやってきたりするものだ。

そしてそのときさみの言葉は、孤独によって磨《みが》かれて、よりきみの気持ちに添《そ》った、手応えのあるものになっているだろう。

そういう意味では、難発は、言葉が出ない症状なのではなくて、言葉を熟成させる症状であるのかもしれない。

敵でもあり味方でもある

ところで、そもそも何で、難発になるのかな。

人によって違いはあるけれど、多くの人はこう言う。小さい頃《ころ》、つまり幼稚園《ようちえん》や小学校低学年の頃は連発をしたのだけれど、やがて大きくなるにつれて、難発の症状が加わるようになった、と。

章の初めにも書いたけど、難発は連発の「続き」だ。

連発を乗り越《こ》えようと思って、難発になるんだ。

連発は、体が解放されている状態だよね。

だから体は楽なんだけど、見た目的には、もろに「どもってる」って感じ。

これを「恥《は》ずかしい」って思うようになったらどうするだろう。

誰《だれ》かから、しゃべり方がおかしいと言われたり、ひどいときにはからかわれたりするかも。自分でそう気づくことももちろんあるだろう。

「隠《かく》したい」と思うよね。吃音を人から分からないようにしたい、と。

それが「難発」だ。

難発は、自分の体は苦しいけど、見た目的には、あまりどもっているようには見えない。

連発と難発は、ちょうど逆なんだ。


連発を隠すための難発。


そうだとすると、おもしろいことに気づくね。

難発は確かに「症状」ではあるんだけど、「対処法」でもあるわけだ。

連発を人にさらしてしまうことに対処するために、難発というやり方を編み出したとも言える。

風邪《かぜ》のときに熱が出るのと同じだね。熱が出ると学校に行けなかったり、仕事を休んだりしなくちゃいけない。だから、人間の都合からすればそれは確かに困った「症状」だ。

でも体からすれば、侵入《しんにゅう》してきた菌《きん》やウイルスと闘《たたか》うために、発熱しているわけだ。つまり「対処法」でもあるわけ。

敵が味方であり味方が敵でもある。

体のやることは一筋縄《ひとすじなわ》ではいかないね。

自分をつくる

そのうえで考えなくちゃいけないのは、**「恥ずかしい」とは何か？**　ということだ。

吃音でないきみも、何かを恥ずかしいと思ったことはあるよね。

先生のことを思わず「お母《かあ》さん」と言ってしまったり、お辞儀《じぎ》をした瞬間にランドセルの中身が全部でちゃったり、ズボンのファスナーが開いていたり……。

後から思い返せば笑い話のようなことも、そのときは恥ずかしくて顔が真っ赤になったりする。

なぜ恥ずかしいと思うのかな。

人の目を気にするからだよね。

他人から見て「こうありたい」という自分をうまく演じられないとき、恥ずかしいという気持ちが出てくる。
それは**とっても自然なこと**だ。
とくにきみたちのような若い人にとってはね。
なぜなら、きみたちはまだ自分をつくっている途中《とちゅう》の人だから。
きみたちは、自分が人からどう見られているのかとても気になると思う。好かれている
のか、とか、嫌《きら》われているのか、とか、変な人に思われていないか、とか。
きみはまだ形があやふやだから、どっしり構えていられない。
でも、わたしみたいに年をとると、だいぶどっしりしてくる。これまでにしたいろいろ
な経験が自分を作っている、という確かな感覚があるし、自分のよいところや悪いところ、
可能性も限界も分かってくる。諦《あきら》めも含《ふく》めてね。
それに自分のことよりも、こどもや家族のこと、仲間のことのほうが気になってくる。
いい意味で、自分がどうでもよくなってくるんだ。だから、恥ずかしいと思う機会はきみ
たちよりたぶんだいぶ少ない。
きみたちもたぶん、いつかはそんなふうに、「いい意味で自分がどうでもよくなる」と
思う。でもまだその時じゃない。そう思うには、まだ経験が足りない。だから、今のきみ

たちが「恥ずかしい」という気持ちを持つのは当然のことだ。

でも、自分を他人の視点から評価しすぎてしまうと、それはちょっとしんどいことになる。「こうじゃなきゃ」「よく見られたい」という理想が強すぎると、自分をいつも外から監視《かんし》カメラでモニターしているみたいな人生になってしまう。

それに、これははっきり言っておくけど、**きみの体はきみの「こうありたい」には応えてくれないよ。**

もちろん筋トレをしたり、髪《かみ》を染めたりして、ある程度は理想に近づくことはできるだろう。

でも究極的には、きみの体はきみの思い通りにはならない。

だから「恥ずかしさ」とうまく付き合う方法を見つけてほしいんだ。

ちょっとダメな体を認めること。

それが体の声を聞くためには必要だし、きみが自分を受け入れて、自分を好きになるためにも必要だ。

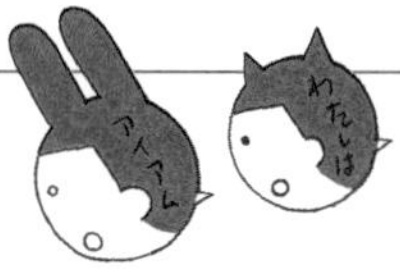

第5章

自分らしい体

言い換え

前章で書いた通り、難発はつらい。

連発は「てててててがみ」とあからさまにどもりが外に出るけど、そのぶん体は楽。

一方、難発は音そのものが出ない。無言。どもりは外から見えにくいけど、体は息すらできなくなってしまう。思った言葉を外に出せないから、世界から切り離《はな》されたような感覚になる。

ではどうするか。

体は次なる手に打って出る。「**言い換《か》え**」だ。

言い換えは、難発のさらに先に出てくる症状《しょうじょう》だ。

ただし、難発と同じように、言い換えもまた症状であり同時に対処法でもある。誰《だれ》から教わったわけでもないのに、**体が勝手に対処法を発見していくんだ。**難発が出るのをふせいでくれる。すごいよね。

では、言い換えとは何か？

それは、名前のとおり。ある言葉を言うのにつまりそうだなと思ったら、直前で、それと似た別の言葉に言い換えて言うんだ。


「いのちの大切さをわかってない」→「生命の大切さをわかってない」

「この音は飛行機かな」→「この音は航空機かな」

「パソコンのとなりにあるよ」→「ＰＣのとなりにあるよ」


ってな具合に。

別の言葉に変えてしまえばどもることもないから、会話がスームズに進む。まわりからも吃音《きつおん》に気づかれることはない。言い換えを使いこなすことで「吃音治ったね」なんて言われる人もいる。

なかなか利口なやり方でしょ。

これは当事者も不思議なんだけど、だんだん**「あっ、次の言葉でどもるな」って分かるようになる**んだよね。予感がする。

ある人は「ブロックがこっちに向かって、来る、来る、来るという感じ」と表現する。「三単語先には、『あ、あいつがくる』」という予兆があって、「昔はぶつかっていたけれど、今はそれを右からでも避《よ》けられるし、左からでも避けられる」。

言えない言葉は、いつも固定されているわけじゃない。人によって「なんとなく『あ行』が苦手だな」とか、「むしろ『は行』がしんどい」とか、得手不得手はいろいろある。でも、体調や状況《じょうきょう》によって吃音の出やすさは変わるし、苦手だった言葉がふっと言えることがある。

だから、頭のなかに決められた「NGワード一覧」みたいなのがあって、そのつどそれと照合して「あ、次の言葉はどもる」とか思っているわけじゃない。ただ、直前で「どもるな」って予感がするだけだ。

もしかすると、本当にその言葉が言えないわけじゃないのかもしれない。むしろ、「どもるな」と思うから、本当に言えなくなってしまうのかも。暗示にかかったみたいにね。

固有名詞の壁

だから、吃音当事者の頭のなかは、スマホの予測変換《へんかん》みたいな動きをしてるんじゃないかな。

ある言葉が言えなかったときのために、それと似た意味の言葉の候補を思い浮《う》かべてる。正面が行き止まりだったときのために、右や左の逃《に》げ道を用意しておくんだ。

スマホの予測変換は、漢字の変換だけど、この場合は類語への変換だね。

ただ、この方法も万能じゃないんだ。

「言い換え」には小さな欠点と、大きな欠点がある。

対処法だけど、欠点がある。だから、症状でもある。

まずは小さな欠点から。

小さな欠点は単純だ。ずばり、**すべての言葉が言い換え可能ではない**、ということ。

たとえば固有名詞。

「いのち」のような一般《いっぱん》名詞は「生命」に言い換えることができるけど、人の名前や地名のような固有名詞はどうだろう。言い換えることはできないよね。

たとえばきみが吃音持ちで、「綾瀬《あやせ》はるか」という言葉がどもりそうだと感じたとしよう。あと〇・五秒後に「綾瀬はるか」と言わなくちゃいけないタイミングがやってくる。きみならどう言い換える？

吃音の人がよくやるのは「忘れたふり」だ。

「あの、ほら女優さんで……紅白の司会やってた人。家電のCMとかいろいろ出てる人で、目がちょっと垂れ目で天然キャラ……」

「え？　綾瀬はるか？」

「あ、そうそう、その人！」

要するに、自分は忘れたふりして相手に言ってもらうんだ。そうすれば、会話そのものはスムーズに進むでしょ。なかなかの知能犯だよね。これも、誰かに教わったわけじゃないのに、自然と身につける。

でも、忘れたふりができない固有名詞もある。

たとえば自分の名前。

さすがに「わたしはだれでしょう?」と言うわけにはいかない。

そういう場合はもう、どもるしかない、という感じだな。

吃音持ちの人が苦手なシチュエーションNo.1はおそらく「自己紹介《しょうかい》」だ。

そもそも自己紹介が好きな人なんてあまりいないかもしれないけどね。

ただでさえ初対面の人が多くて話しづらいうえに、吃音があると言い換え不可の言葉の連続になるから。

工夫ができるとしたら、最初に別の言葉をつける、ということかな。

「東京出身の伊藤亜紗《いとうあさ》です」

とか、

「大学教員の伊藤亜紗です」

とか。

やはり話し始めに吃音がでやすいから、前に何か言葉をつけると、勢いがついて、それだけで少し言いやすくなる。

「えーっと、伊藤亜紗です」

これだけでもいい。

こういう言葉を「**フィラー**」と言うよ。

スピーチとかでフィラーをたくさん使うのはよくないと言われているけど、でも吃音持ちにとっては力強い味方だ。

本当じゃない自分が出てくる

大きな欠点はもうちょっと深刻だ。その人のアイデンティティに関わる。

言い換えって、似た言葉で置き換えているから、文のおよその意味は変わらない。でも**微妙《びみょう》にニュアンスがずれる**んだよね。

たとえば、さっきもあげた「いのち」と「生命」。

「いのちの重み」は言うけど、「生命の重み」とはあまり言わないよね。あるいは「生命の誕生」と言えば地球上に生命が誕生した三十五億年前の出来事を指すけど、「いのちの誕生」って言ったらふつうはお母《かあ》さんのお腹《なか》の中から赤ん坊《ぼう》が出てくることを指す。

ざっくり言うと、「いのち」はドラマに描《えが》かれるようなひとつひとつの生に対応していて、「生命」は科学者が相手にするような抽象的《ちゅうしょうてき》な生のメカニズムを指す。みんな、無意識に使い分けていると思う。

ところが言い換えをしてしまうと、ひとつひとつの生の貴重さについて語りたいときに、「生命」と言うことになってしまうんだ。

ニュアンスってとても重要なものだよね。伝えようとしている思いそのものと言ってもいい。言い換えをすると、意味はだいたい伝わるけど、思いが伝わらなくなっちゃうんだ。

言い換えが人間関係を左右することもある。

これはある人から聞いた実体験。その人は、とても話すのが上手《うま》い人に対して、「よくそんなに流暢《りゅうちょう》にしゃべれますね」と言おうとした。もちろん褒《ほ》めるつもりでね。ところが、「流暢」という言葉がどもりそうだと感じた。とっさに、その人は何て言ったと思う？　口から出てきた言葉はこうだった。

「よくそんなにペラペラしゃべれますね」

ひいーっ。これは真っ青《さお》だよね。確かに「流暢」と「ペラペラ」は同じような意味だけど、「ペラペラ」にはよくない意味もある。文にしたときに、このよくない意味のほうがニュアンスとして伝わっちゃったわけだ。これじゃあ、「よくそんな思ってもいない口先だけのことが言えますね」って言ってるのと同じだ。

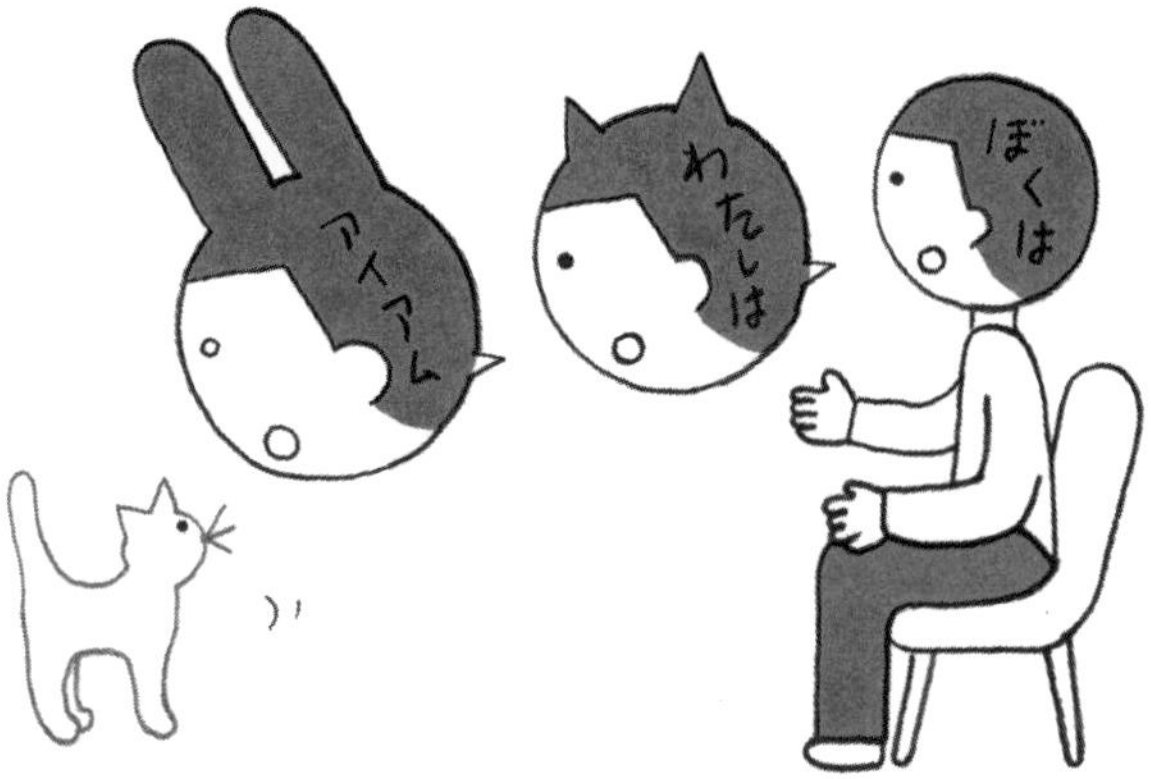

本当じゃない自分が出てくる……

そう、**言い換えは、「自分の思いとは違《ちが》う思いが伝わってしまう」ってことでもあるんだ。**

それって、とても残念だし、なんだか自分で自分を裏切っているみたいだよね。

中には、本当の自分じゃない感じがする、と言う人もいる。

ある人はこんなふうに話してくれた。

「言い換えをしてしまうと、本当の自分じゃなくなるので、僕《ぼく》的には嫌《いや》なんです。本当じゃない自分が、他人と話すときにたくさん出てくる人生がずっと続くかと思うと、僕的には反則行為《こうい》かなと思いますね」

この人の、「言い換えは反則行為」という言葉は、とても強い表現だよね。本当に言いたかった言葉を言うことを諦《あきら》めて、違うのに楽な言葉で妥協《だきょう》する、という感じかな。

ずれるから発見する

断っておくと、言い換えをどうとらえるかは、吃音当事者の人でもかなり意見が分かれる。

①言い換えをしながらしゃべることになっても、それもまた自分らしいしゃべり方だ。と考える人がいる。一方で、さっき確認したように、

②言い換えは本当の自分でない自分が出てくることになるから、なるべくしたくない。という人もいる。

ちなみにわたしは前者だ。日々の生活で言い換えをいっぱいしているけれど、まあそれもいいんじゃないかと思ってる。

たまに誤解を与《あた》えたりしてしまうこともあるけれど、手を替《か》え品を替え、いろんな表現

を使いながら、思いを伝えればいいやって。

特にさいきんは授業や発表ではスライドを使いながらしゃべるのが一般的だから、スライドに正しい言葉を書いておけば、口で違う言葉を言ってしまったとしても、あまり問題にはならないんだよね。

それに、言い換えによって思わず口をついて出た言葉に刺激《しげき》されて、自分の考えが進むことがある。これはとてもおもしろい。

2章でも書いたことだけど、人って言いたいことを前もって作文して、それを読むようにしゃべってはいないよね。しゃべりながら言うべきことを考えている。

そうすると、言い換えで思わず使った言葉に触発《しょくはつ》されて、自分でも思いもよらなかった考え方を発見したりするんだ。

たとえばさっきの「いのち」と「生命」のニュアンス違い。あれは、言い換えをしてしまって初めて、気づいたことだ。自分の言いたいことから自分がずれてしまうから、そのずれを埋《う》めようとしているうちに「あ、そういうことか！」と発見がやってくるんだね。

どもることで自分をとりもどす

でも、言い換えに対して②のように考える人もいる。本当じゃない自分が出てくるからいやだ、と感じる人だ。

そういう人は、なるべく言い換えをしたくない、と思うよね。

でも、言い換えをしなかったらどうなる?

難発や連発になるよね。

表面的には、言い換えは最強だ。だって「吃音が治った」ように見えるんだから。

でも本人は、それは本当の自分ではないと思っている。だったら、吃音が出るしゃべり方をしたほうがいい。そのほうが自分を騙《だま》していない。

実際に、そのような選択《せんたく》をした人もいる。

つまり、言い換えをすることをやめて、堂々とどもるようにしたんだ。

その人は、わたしにそのときの気持ちをこう話してくれた。

「せめて大切な人の前ではどもりたい、と思ったんです」

すごいよね。

世間的には、どもるってあまりかっこいいことだと思われていないかもしれない。

でもその人にとっては、どもることが、自分をとりもどすことだったんだ。

どもる自分を大切な人にまるごとうけとめてもらったら、それは、とてもとても嬉《うれ》しいことだろう。

ただ、それは簡単な道ではなかった。

自動的に言い換えをするようになっていたから、なかなかやめられないんだよね。だって、何十年もやってきたしゃべり方を変えようとしているわけだから。

加えて、「まわりの人にどう思われるだろう」という心配もある。びっくりされるかもしれないよね。

だから、とっても奇妙《きみょう》な言い方になるけど、その人はしばらく「どもりたいのにどもれない」時期を過ごしたんだ。その人いわく、どもれるようになるまで三年かかったらしい。

でも、少しずつどもれる環境《かんきょう》を整えていった。

それまでは言い換えによって表面上はどもっていないように見えていたから、親しい人に「わたし実は吃音なんだ」ってカミングアウトした。

どもっている人がいっぱいいる集まりに参加して、少しずつ自分のどもりを解放できるようにした。

いまではその人は、**すがすがしくどもってる。**笑顔がきれいな人だ。仲間から「どもり方がいい」って言われたらしい。どもる子供をサポートする活動もしているよ。

体の多様性

つくづく思うのは、ゴールはみんな違うってことだよね。

何がその人にとってのベストの体のあり方か。

会話をスムーズに進めたいから、言い換えをして表面的にどもりがでないようにしたい、という人もいる。

言い換えをするのは本当の自分じゃないから、堂々とどもりたい、という人もいる。

その二つを組み合わせて、会話を優先したいときは言い換えを使って、親しい人とゆっくり話すときはどもるようにする、という人もいる。

同じ吃音の持ち主でも、一言ではくくれない多様性があるよね。

自分にとってのゴールをさぐる過程で、何を優先するのか、という自分の価値観が見えてくる。

会話のスムーズさを優先するのか、見た目を優先するのか、自分の体の楽さを優先するのか、ズレから生まれる考えに出会うことを優先するのか。

身体的アイデンティティが生まれるのはそこだ。

きみの体は何者なのか。

吃音の持ち主だけじゃない。

たとえば、わたしには目の見えない友達が何人もいる。みんな視覚のない世界に生きているけど、ひとりひとり、みんな体の使い方がちがうんだ。

耳から入る情報を重視しながら、情報を得ている人もいる。白杖《はくじょう》をついた音の反響《はんきょう》音で部屋の広さが分かったり、窓が開いているのか閉じているのか、人がたくさんいるのかいないのか、分かったりする。足音からその人の人柄《ひとがら》もわかるし、テクノロジーに詳《くわ》しい人だと、エレベーターの動作音からメーカーを当てちゃう人もいるよ。まるで「耳で見ている」みたいだ。

触覚《しょっかく》の情報を大切にしている人もいる。手でほんの数カ所さわっただけで、机の大きさや向きがどのくらいか、把握《はあく》してしまうんだ。ただし、触覚といっても手だけじゃないよ。顔の表面や髪《かみ》の毛にあたる空気の流れから、自分の現在地を感じとっちゃう。マスクをしてると感覚がにぶって、道に迷いやすいんだって。

視覚以外の感覚器官を使うだけが視覚障害者の生き方じゃない。自分の感覚器官を使う代わりに、どんどん人に聴《き》いて、コミュニケーションを楽しむ人もいるよ。レストランに入ったら、店員さんにメニューを読み上げてもらうし、美術館に行ったら、一緒《いっしょ》にいる人に感想を聞いてそれがどんな絵なのかを想像する。会話しながら美術鑑賞《かんしょう》をするのは、説明する側にとってもとても楽しいよ。

わかりやすい障害や病気がない人だって同じだと思う。

自分の体に一〇〇%満足している人はいない。

そんな体とうまくつきあうために、みんな自分なりの工夫をして、自分の体を作ってきたはずだ。

体は自分のものであると同時に、社会のなかに、「あいだ」に存在する。

きみの体がもともともっている可能性と、生きてきた時間、そしてきみをとりまく環境《かんきょう》。

きみは自分の価値観に照らして、自分の体のゴールを選んでいいんだ。

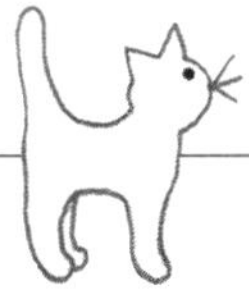

第6章

メタファーを味方につけよう

体について探究するために

ここまで読みすすめてくれたきみ、さあ次はきみの番だ。

5章までは、「吃音《きつおん》」という、わたしがたまたま生まれもった特徴《とくちょう》についての話だった。

連発、難発、言い換《か》え。吃音にはいろいろな症状《しょうじょう》があり、それぞれが体なりの対処法でもあった。この本で書ききれなかった、その人ならではの工夫《くふう》もいろいろある。

では、きみの体はどうかな。

きみの体にはどんな特徴があって、きみ

はきみの体とどんな付き合い方をしているかな？　きみの体とうまくやるために、きみはどんな工夫を編み出してきた？

きみの体は何者なんだ？

いきなりそう言われても困るよね。

この本のさいごに、きみがきみの体について探究するための、とっておきの道具をプレゼントしたいんだ。昔の旅人にとってのコンパスみたいな、強力なツールだよ。

それは**メタファー**だ。つまり、隠喩《いんゆ》。「たとえ」だ。

え？　メタファー？　詩とか小説に出てくるあれでしょ？　曖昧《あいまい》で訳わかんなくて、いつも「はっきり言ってよ！」って気になるやつ。道具になんかなるわけないじゃん。

まあまあ、がっかりしないでほしい。

もしかしたら、きみはメタファーを文章を美しくするための「かざり」みたいなものだと思っているかもしれないね。確かに、「彼《かれ》がいるとクラスの雰囲気《ふんいき》が明るくなる」と言うよりも、「彼はクラスの太陽だ」と言ったほうがなんかかっこいい。

でもそれだけかな？

たとえば、二〇二〇年に新型コロナウイルスの猛威《もうい》が世界を襲《おそ》ったよね。二〇二一年になった今も、世界はその影響《えいきょう》から癒《い》えていない。

コロナウイルスがやってきたとき、世界中のリーダーがなんて言ったか覚えている？

アメリカのトランプ大統領や、フランスのマクロン大統領はこう言ったんだ。

「これはウイルスとの戦争だ」

もちろんコロナウイルスを押《お》さえ込《こ》むことは、戦争そのものではない。彼らだって、「太平洋戦争」とか「ベトナム戦争」と同じ意味で、「コロナ戦争」と言っているわけじゃない。あくまで、「いまのこの状態は、コロナウイルスと戦争しているようなものだ」と言いたかっただけ。つまり、メタファーとして、「戦争」という言葉が使われている。

果たして、この戦争というメタファーは、単なる「かざり」かな？　彼らはただ「かっこいい言い方」をしたかっただけなのかな？

現実の多様な見方

そうじゃないよね。

「戦争」というメタファーを使うことで、右も左もわからないこの状況《じょうきょう》に、彼らはひとつの見方を与《あた》えたんだ。これを聞いた人は、「あ、いまは戦争状態なんだ」と身が引き締《し》まる思いがしたと思う。

でもどうだろう、そこには怖《こわ》さもある。

もしかしたら、「戦争」という言葉にひっぱられて、人々はこんなふうに考えてしまうかもしれないよね。

「欲《ほ》しがりません、勝つまでは。戦争である以上、自由が制限されても仕方ないんだ」

「戦争ではたくさんの兵士が死んだ。だから、コロナで医療《いりょう》従事者に犠牲《ぎせい》が出るのは仕方ないんじゃないかな」

「戦争である以上、通常の法律が守られなくても仕方ないと思う」

これでは権力者の思うつぼだよね。権力の暴走を認めることになってしまう。

そう、**メタファーはかざりなんかじゃない。メタファーは現実を見る見方をつくりだす。**

そして、**人々のふるまい方を変える**んだ。

現実がひとつではない、ということは分かるよね？

同じひとつの事件であっても、目撃者《もくげきしゃ》によって違《ちが》う証言が出てくるように、現実も、どのようなメタファーで捉《とら》えるかによって、見え方が変わるんだ。

たとえば、イタリアの小説家パオロ・ジョルダーノは、今回のパンデミック（感染症の世界的流行）を「引っ越《こ》し」というメタファーで表現している。

ジョルダーノは、パンデミックは環境破壊《かんきょうはかい》のせいだと考えた。つまり、さまざまなウイルスが、人間の環境破壊によって、コウモリの体などもともといた場所から追い出されて、他に居場所をもとめるようになった。ジョルダーノは、ウイルスは居場所から追い出されたた「難民」だとも言っている。

こうなると、人間が新型コロナウイルスの被害者《ひがいしゃ》なんじゃなくて、新型コロナウイルスのほうが人間の活動の被害者なんだ、ということになる。そもそも戦うような相手ではない、ということになるよね。

「戦争」メタファーだと、ゴールはウイルスを地球上から撲滅《ぼくめつ》することになるけど、「引っ越し」メタファーだと、長期的には、環境との関わり方をみなおすことがウイルス対策には必要だ、ということになる。

ね、同じパンデミックでも、それを戦争としてとらえるか、引っ越しとしてとらえるかで、見方が全く変わってくるでしょ。そして、それにともなって、人々の行動も変わってくる。メタファーは、人間が現実をとらえるときに絶対に必要なものなんだ。

きみだけの「言葉」を獲得する

体についても同じだ。

きみがきみの体を生きている感覚とはどのようなものかな。

メタファーが、きみの感じ方に形を与《あた》えてくれる。

振《ふ》り返ると、この本でもいろいろなメタファーを使ってきたね。

たとえば4章で、三島由紀夫《みしまゆきお》の『金閣寺』を引用した。

三島は、連発の感覚を「扉《とびら》」のメタファーで語っていたね。世界と自分のあいだに扉ができて、鍵《かぎ》が錆《さ》びついて開かないんだ、と。そしてそれは多くの吃音当事者の共感を得ている。

パソコンにたとえる表現も何度か紹介《しょうかい》した。キーを一回押《お》しただけで文字がたくさん表示されるのが連発で、いくらキーを押しても何の反応も起こらないのが難発だ、と。

引用はしてないけれど、どもる体を果汁《かじゅう》たっぷりのゼリーにたとえてくれた人もいた。彼女《かのじょ》は難発にならないように連発でしゃべろうとしているのだけど、その感覚は、「果汁たっぷりのゼリーのふたを汁《しる》がこぼれないようにそうっとあける」ような感覚なんだそうだ。ぷるぷるぷるふるえる体をなんとかコントロールしようと力加減を調節する感覚が伝わってくるよね。

ポイントは、しっくりくるメタファーをさがすことだ。

もちろん誰《だれ》かが言った表現をそのまま使ってもいい。でも、可能なかぎり**きみの実感に忠実であること**、なるべくしっくりくる言葉を探すことが重要だ。

「うーん、ぼくの場合は、果汁たっぷりのゼリーというよりこんにゃくゼリーなんだけどな」

そんな小さなところに、きみの実感がやどる。

それはきみだけの「言葉」を獲得《かくとく》するということでもある。

きみが左利きだとしたら、左利きで生きるってどんな感じなんだろう。

きみが頭が痛いと感じるとき、その痛みはどんな感じなんだろう。

きみが走るのが得意なら、うまく走れているときの感覚はどんな感じなんだろう。

きみの体を生きている人にしか分からないこと。

「左利き」「頭痛」「走る」といったみんな用の言葉では、言い表すことのできないこと。

体のもやもやした実感を言い表すメタファーを探してみよう。

その作業をすることで、きみの体の解像度があがる。

きみは体と対話できるようになる。

相手にきみになってもらう

しっくりくるメタファーが見つかると、どんないいことがあるか。

まずひとつには、安心する。

自分の体に起こっていることを言語化できるようになるから。

体に起こっていることはとらえどころがないから、そのままだと振り回されるばかりで不安になってしまう。

でもメタファーが見つかると、それをたよりにして、体について観察することができるようになる。

「あ、今日はゼリーのふるえがいつもよりゆるいな」

とか、

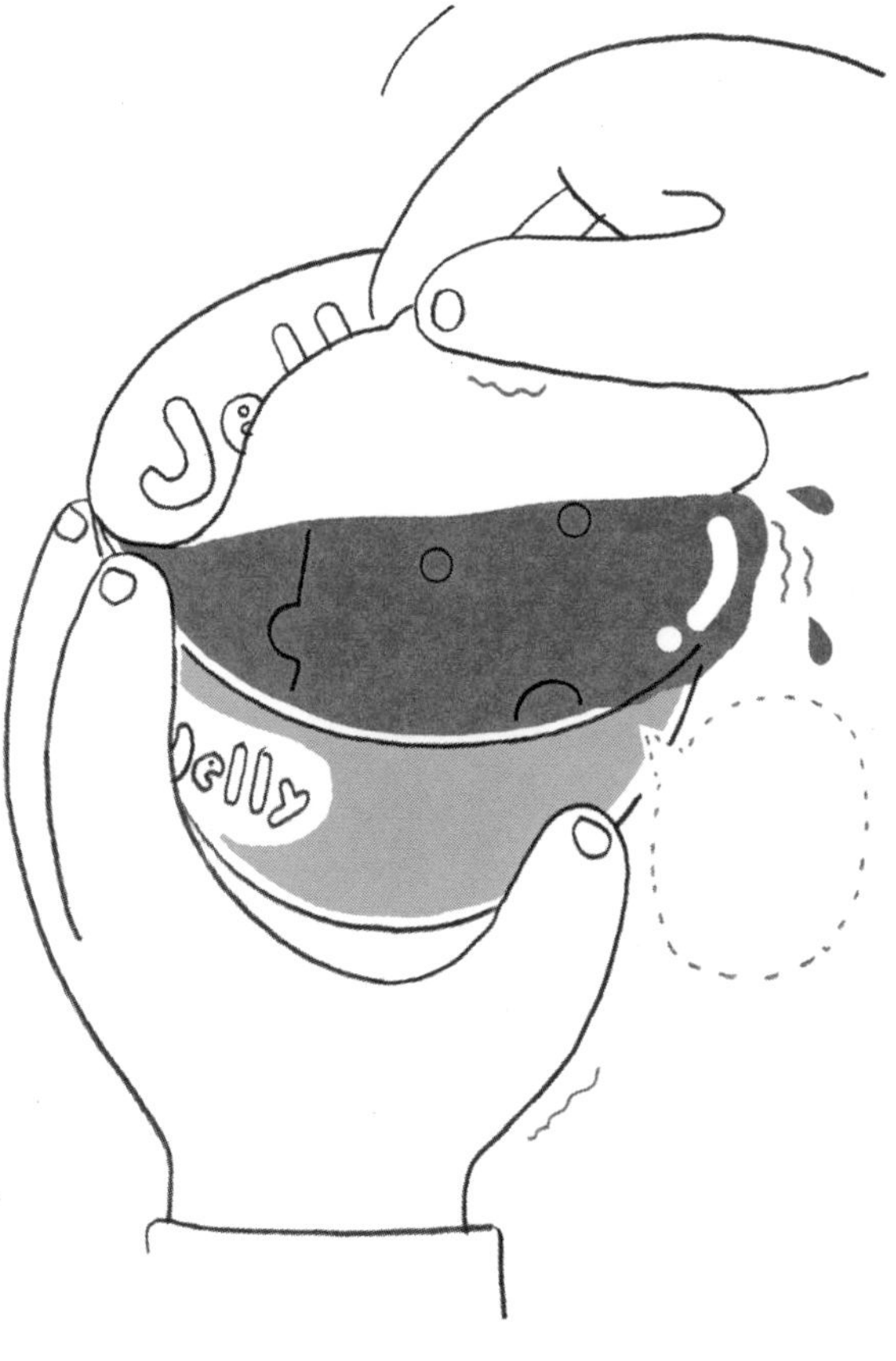

今日はゼリーのふるえがいつもよりゆるいな

「パソコンのキーをゆっくり押してみよう」

とか。

体が研究対象みたいになるんだよね。

ふたつめの「いいこと」は、仲間ができること。

体はきみを孤独《こどく》にする。きみの体を知っているのはきみしかいないから。

でも、体は同時に、きみを他者とむすびつける。体は物質として他者の前にあって、そして他者がそれを受け止める力は、きみが思うよりずっと大きい。

もしかしたら、きみの体についてとやかく言う奴《やつ》がいるかもしれない。でも、そういう奴も、ただきみの体にとまどっているだけなのかも。どうやって接したらいいか分からないだけなのかも。

仲間を増やすためには、きみの体をわかってもらう必要がある。

そのために役立つのがメタファーだ。

いまは情報化社会だから、たとえば吃音がどんなものか、といったことは、検索《けんさく》すればすぐに分かる。

でも、それはあくまで「情報」だ。ネットの情報にはきみの実感はのっていない。

情報は知識にはなるけど、頭で理解するだけ。
必要なのは、**体で理解してもらうこと**だ。
「ああ、そういうことか」って、相手の体できみの体の感覚を感じてもらうことだ。
それはちょっと「**変身**」に似ているね。
相手にきみになってもらう必要があるんだ。
メタファーには、きみでない人をきみにする力がある。
言葉をつかって、相手のなかにきみを作り出すんだ。

体を信頼する

仲間はきっと意外なところからやってくる。
自分と同じような苦労をしている人が、同じクラスの中にいるかもしれない。
インターネットの中で、自分のメタファーに共感してくれる人がいるかもしれない。
仲間は、必ずしも同じ障害や病気、特徴の持ち主とはかぎらないよ。
わたしが吃音についての本を書いたとき、共感してくれたのは吃音の人だけではなかった。

たとえば難病の人。

その人は神経の病気で、自分の体を思い通りに動かすことができない。コップを持とうとすると、手前で手がぶるぶる震《ふる》えてしまって、コップに到達《とうたつ》できないんだ。

「俺《おれ》の体もどもってる」

そう、その人は私に声をかけてくれた。たしかにコップに近づくと手がぶるぶる震えてしまうのは、連発しているみたいだ。

わたしはずっと自分の吃音と向き合ってきたから、吃音のことで頭がいっぱいだった。

でも、吃音に似た症状ならいろいろあるんだよね。

その人はわたしの吃音をメタファーとして使ってくれた。そうすることで、吃音に対する別の見方を与えてくれたんだ。

ああ、吃音ってそういうことでもあるのか。

自分の吃音へのこだわりがすーっと溶《と》けていくような感じがした。気が楽になった。

ＡＩの研究者からも反響があったよ。

その人は、ＡＩを搭載《とうさい》したゲームキャラクターを人間の体のように動かす研究をしていたんだけど、ＡＩが本当の意味で人間に近づくためには、思い通りにいかないという経験が重要なのかもしれない、と教えてくれた。むしろ、思い通りにならないことが、人間らしさなのではないか、と。「どもる」ことが研究のゴールになるかも、とその人は冗談《じょうだん》めかして言ってくれた。

まさか、吃音の本を書いて、ＡＩの研究者に読んでもらえるとは思わないよね。

そう、体は思い通りにはならない。

でもそのことについて書いたら、思いがけない仲間に出会った。

思い通りにならないことが、思いがけない出会いをつれてきたんだ。

この世界に体の当事者でない人はいないよね。

みんな、体という自分のものでありながら自分のものでないような、不思議な物体をひとつ持っている。それについて悩《なや》みながら、時間をすごし、そしていつかは死んでいく。

そういう意味では、すべての人が、きみの先輩《せんぱい》であり後輩だ。

何かをうまく伝えられないときでも、体から伝わっていくことがある。

体のもつ力を信頼してみよう。

そして、この与えられたものを、どうかきみに楽しんで欲しい。

次に読んでほしい本

押見修造《おしみしゅうぞう》
『志乃《しの》ちゃんは自分の名前が言えない』
太田出版、2012年

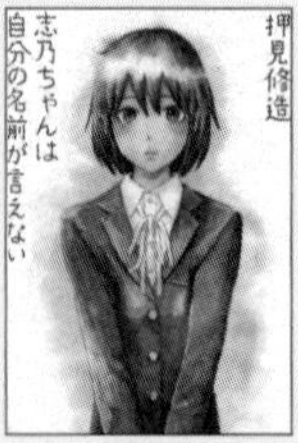
押見修造
志乃ちゃんは
自分の名前が言えない

本書でもあつかった吃音《きつおん》をテーマにした漫画。著者の押見修造も吃音の当事者だ。物語の主人公、大島志乃は、高校入学しょっぱなから、自己紹介ができないことで人間関係につまずいてしまう。そんな彼女を変えたのは、親友と音楽との出会いだった。しゃべるときはどもるけど、歌うときはどもらないからだ。徐々《じょじょ》に自分の可能性を開花させていく志乃は、クライマックスのライブで、「（みんなと同じようにしゃべれる）魔法《まほう》はいらない！」と歌う。コンプレックスを乗り越えるのではなく受け入れる物語。ひりひりと痛くてすがすがしい。ちなみに本作は湯浅弘章監督の手によって映画版も制作されている。押見さん曰《いわ》く「自分が嫌《きら》いだって、一度でも思った人は観て」。

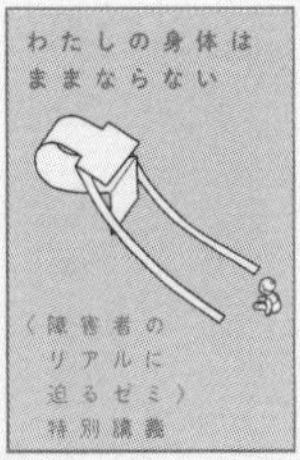

熊谷《くまがや》晋一郎《しんいちろう》、伊藤《いとう》亜紗《あさ》ほか
『わたしの身体はままならない
——〈障害者のリアルに迫るゼミ〉特別講義』
河出書房新社、2020年

こちらは、二〇一四年に東大で始まり、その後全国八つの大学へと展開した学生による人気講義「障害者のリアルに迫るゼミ」から生まれた本。脳性まひ、性的マイノリティ、知的障害、路上生活など、さまざまな身体を生きる当事者やその家族など十五人の手による論集だ。みなそれぞれにかかえる「思い通りにならなさ」が、ゆたかなメタファーとともに語られる。ふだんあまり表に出てこない生活の情景を具体的に知ると、苦しくなるのではなく、むしろ前向きな気分になるから不思議だ。絶好調じゃなくても、なんとかやっていける。自分の体とのつきあい方を考えるうえでも、きっと何らかのヒントが見つかるはず。

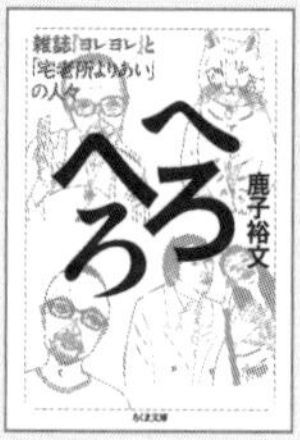

鹿子《かのこ》裕文《ひろふみ》

『へろへろ
——雑誌『ヨレヨレ』と「宅老所よりあい」の人々』

ちくま文庫、2019年

老いることについても今のうちから知っておこう。福岡に、「よりあい」というお年寄りたちが生き生きと暮らす特別養護老人ホームがある。本書は、その設立までの苦労とにぎやかな日常を描いた本だ。「ぼける」というと、自分のことが自分でできなくなって、ついには家族の顔も分からなくなって、もうおわりだ、なんていうイメージを持っているかもしれない。でもぼけは病気じゃないし、それ自体は自然なことだ。ぼけたおじいちゃんにはぼけたおじいちゃんの世界があるし、ぼけたおばあちゃんにはぼけたおばあちゃんのルールがある。「こうでなきゃ」という思い込みや計画へのこだわりからいったん自分を解放してみよう。違う世界や違うルールで生きる人に「沿う」うちに、思いもよらないところから生きるよろこびがやってくる。

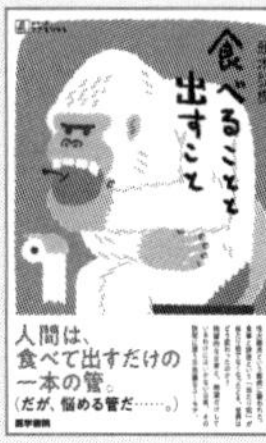

『食べることと出すこと』

頭木《かしらぎ》弘樹《ひろき》

医学書院、2020年

さいごは、大学生のときに潰瘍性《かいようせい》大腸炎《えん》という難病に襲われた著者の手記。下痢《げり》や血便に苦しみ、トイレに駆け込むも間に合わず漏《も》らしてしまう。人がせっかく勧めてくれた食べ物も自由にとることができない。治る見込みもなし。そんな絶望的に見える状況について語っているのに、著者の言葉はどこかユーモラスだ。ひみつは、著者が文学研究者でもあること。本書にも、世界中の文学や物語の一節がちりばめられている。ああ、今も昔も、人々は自分の体の思い通りにならなさについて、たくさんの言葉をつむいできたのだなあ。ままならない体をたずさえて、本の中に友を探しにいく喜び。本書も、きみにとってそんな出会いの入り口になれば幸いです。

伊藤亜紗

いとう・あさ

1979年、東京生まれ。東京工業大学科学技術創成研究院未来の人類研究センター長。同リベラルアーツ研究教育院教授。専門は美学、現代アート。主な著作に『ヴァレリー　芸術と身体の哲学』（講談社学術文庫）、『目の見えない人は世界をどう見ているのか』（光文社）、『どもる体』（医学書院）、『記憶する体』（春秋社）、『手の倫理』（講談社選書メチエ）など。一連の体をめぐる著作で、2020年サントリー学芸賞を受賞。

ちくまQブックス

きみの体《からだ》は何者《なにもの》か

なぜ思《おも》い通《どお》りにならないのか？

2021年9月15日　初版第一刷発行

著　者　　伊藤亜紗

装　幀　　鈴木千佳子

発行者　　喜入冬子

発行所　　株式会社筑摩書房

東京都台東区蔵前2-5-3　〒111-8755

電話番号03-5687-2601（代表）

印刷・製本　中央精版印刷株式会社

　ISBN978-4-480-25114-5　C0310